BEI GRIN MACHT SICH IHR WISSEN BEZAHLT

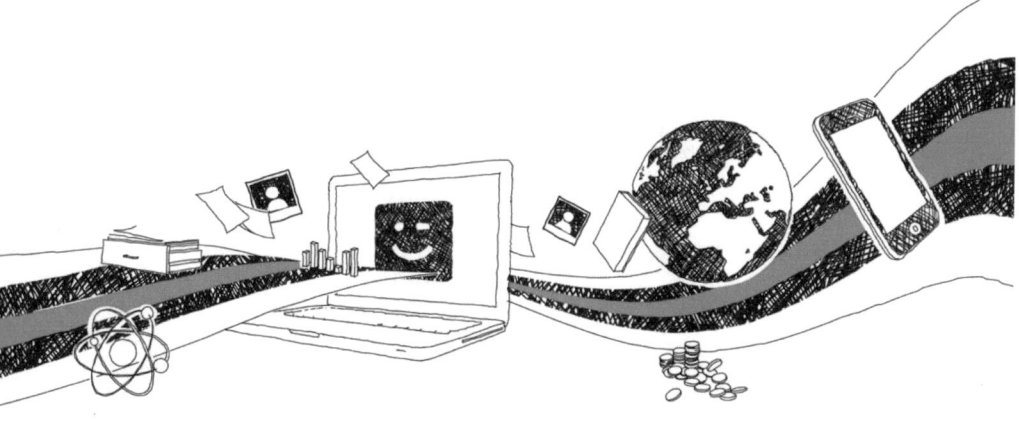

- Wir veröffentlichen Ihre Hausarbeit, Bachelor- und Masterarbeit

- Ihr eigenes eBook und Buch - weltweit in allen wichtigen Shops

- Verdienen Sie an jedem Verkauf

Jetzt bei www.GRIN.com hochladen und kostenlos publizieren

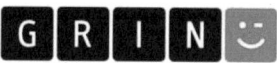

Mobbing am Arbeitsplatz. Prävention und Bewältigung durch die Führungskraft

Hanna Gschaider

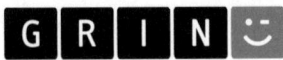

Bibliografische Information der Deutschen Nationalbibliothek:

Die Deutsche Nationalbibliothek verzeichnet diese Publikation in der Deutschen Nationalbibliografie; detaillierte bibliografische Daten sind im Internet über http://dnb.d-nb.de abrufbar.

ISBN: 9783346846778
Dieses Buch ist auch als E-Book erhältlich.

Druck und Bindung: Books on Demand GmbH, Norderstedt Germany
Gedruckt auf säurefreiem Papier aus verantwortungsvollen Quellen

Das vorliegende Werk wurde sorgfältig erarbeitet. Dennoch übernehmen Autoren und Verlag für die Richtigkeit von Angaben, Hinweisen, Links und Ratschlägen sowie eventuelle Druckfehler keine Haftung.

Das Buch bei GRIN: https://www.grin.com/document/1340526

Hamburger Fern-Hochschule

Psychologie B.Sc.

Hausarbeit
Prävention und Bewältigung von Mobbing am Arbeitsplatz:
Die Führungskraft als Schlüsselrolle

Modul Arbeits- und Gesundheitspsychologie II

von

Hanna Gschaider

29. Januar 2022

Inhaltsverzeichnis

1 Einleitung 1

2 Definition von Mobbing 2

3 Entstehungsbedingungen und Verlauf von Mobbing 2

4 Betriebliche und persönliche Folgen von Mobbing 4

5 Präventive Maßnahmen für Führungskräfte 5

5.1 Führungsstil und -verhalten 5

5.2 Die psychologische Arbeitsgestaltung 6

5.3 Strukturelle Maßnahmen 8

6 Interventionsansätze bei ungelösten Konflikten und Mobbing 9

7 Fazit und Ausblick 10

Literaturverzeichnis 12

1 Einleitung

Im Mobbing-Report, der im Jahr 2002 von der damaligen Bundesregierung beauftragt wurde, gaben etwa drei Prozent der Erwerbstätigen an, von Mobbing betroffen zu sein. Drei Prozent entsprechen hierbei in etwa einer Million Menschen (Meschkutat, Stackelbeck & Langenhoff, 2002, S.24). Aktuellere Zahlen von Statista lassen darauf schließen, dass die Zahl der Betroffenen im Jahr 2019 bereits auf 20-30 Prozent gestiegen ist, was bereits über sieben Millionen Erwerbstätigen entspricht. Die Wahrscheinlichkeit, dass Mobbing innerhalb des Unternehmens auftritt, hat sich also enorm erhöht (Hasenbrook et al., 2020, S.146). Laut Hasebrook, Hackl und Rodde (2020, S.146), ist das Risiko in sozialen Berufen, Berufen im Handel sowie dem Finanzdienstleistungssektor am höchsten. Junge Frauen als auch ältere Arbeitnehmer:innen werden laut Umfragen häufiger gemobbt (Hasebrook, Hackl & Rodde, 2020, S.146). In internationalen Studien wurde bestätigt, dass Mobbing ein signifikanter, arbeitsbezogener Risikofaktor für negative gesundheitliche Folgen ist (Brown et al., 2019, S.10). In der oben genannten Studie aus 2002 gaben nahezu alle Betroffenen an, an psychischen oder körperlichen Beschwerden zu leiden. Schätzungen zufolge beliefen sich die indirekten Folgekosten von Mobbing, wie beispielsweise durch Produktionsausfall oder Lohnfortzahlung, bereits 2002 auf 13,4 Milliarden Euro. In den vergangenen Jahren sind die Kosten um ein Vielfaches gestiegen (Hasebrook, Hackl & Rodde, 2020, S.146). Die Prävention und Bewältigung von Mobbing kann angesichts der gesamtgesellschaftlichen und wirtschaftlichen Dimension nicht nur auf individueller Ebene vom Gesundheitswesen aufgefangen werden, sondern bedarf der Unterstützung von Sozialversicherungsträgern, Berufs- und Interessensverbänden sowie von den Betrieben (Köllner & Söllner, 2016, S.24).

Da die Zahl der Mobbingfälle in Unternehmen stetig steigt und die wirtschaftlichen sowie persönlichen Folgen enorm sind, soll sich diese Hausarbeit mit folgender Fragestellung befassen: *Wie können Führungskräfte Mobbing am Arbeitsplatz erfolgreich verhindern beziehungsweise bewältigen?*

Zunächst soll eine Begriffsdefinition von Mobbing vorgenommen und nach möglichen Entstehungsursachen gefragt werden. Anschließend wird ein Überblick über die Folgen von Mobbing gegeben. Die Beantwortung der Forschungsfrage erfolgt in den darauffolgenden Kapiteln. Im vierten Kapitel werden Möglichkeiten zur Prävention von Mobbing am Arbeitsplatz angeführt und das fünfte Kapitel greift die Maßnahmen für eine erfolgreiche Bewältigung von Mobbing auf. Das letzte Kapitel rundet die Arbeit mit einer Zusammenfassung der wichtigsten Punkte ab und gibt einen Ausblick.

2 Definition von Mobbing

Bei Mobbing handelt es sich um wiederholte, vorsätzliche Handlungen einer oder mehrerer Personen, welche dazu dienen sollen, einer anderen Person körperlich und psychisch zu schaden (Berger, 2021, S.50; Brown et al., 2019, S.11). Es umfasst mehr oder weniger versteckte Handlungen wie beispielsweise Ausgrenzung, Beschimpfungen, Intrigen oder Schikanen. Die Angriffe finden mindestens einmal pro Woche und über einen längeren Zeitraum, manchmal über Jahre, statt (Berger, 2021, S.50; Hasebrook, Hackl & Rodde, 2020, S.146).

Dabei wird zwischen sozialem Mobbing, Mobbing durch physische und verbale Aggressionen sowie „Cybermobbing" und „High Tech Mobbing" unterschieden. Beim sozialen Mobbing werden Unwahrheiten verbreitet und das Opfer gezielt ausgeschlossen. „Cybermobbing" ist eine neuere, weit verbreitete Form. Die betroffene Person wird dabei über soziale Medien beschimpft oder in ein schlechtes Licht gerückt, indem beschämende Inhalte über sie verbreitet werden. Unter „High Tech Mobbing" wird die gezielte Manipulation an den technischen Geräten des Opfers verstanden, wie beispielsweise das Eingreifen in den E-Mail-Verkehr oder das Löschen von Dateien (Brown et al., 2019, S.11; Köllner & Söllner, 2016, S.21). Prinzipiell können die drei Aktionsrichtungen Kollegenmobbing, „Staffing" und „Bossing" unterschieden werden, welche sich an den Positionen der Beteiligten orientieren. Schikanieren mehrere Untergebene ihre:n Vorgesetzte:n, wird dies unter dem Begriff „Staffing" verstanden. „Bossing" definiert gezielte Schikanen von der Führungskraft gegenüber den Untergebenen (Burfeind, 2020, S.9; Kolodej & Smutny, 2020, S.3). Köllner und Söllner (2016, S.21) führen zudem den Begriff des „strategischen Mobbings" ein, welcher Mobbing-Handlungen umfasst, die als Mittel zum Personalabbau bei unkündbaren Beschäftigten verwendet werden. Eine Besonderheit ist außerdem das sogenannte „Straining", welches nicht der allgemeinen Definition von Mobbing entspricht. Hierbei handelt es sich um einen Konflikt am Arbeitsplatz, welcher nicht auf vielen feindseligen Handlungen, sondern auf einer (oder wenigen) Handlungen basiert, die jedoch einen anhaltenden und weitreichenden negativen Effekt auf den Arbeitsalltag einer Person haben (Hoffmann, 2016, S.8).

Wie es zu Mobbing am Arbeitsplatz kommt, ist Thema des dritten Kapitels.

3 Entstehungsbedingungen und Verlauf von Mobbing

Die Entstehungsbedingungen von Mobbing am Arbeitsplatz sind vielfältig. Sie ergeben sich sowohl aus dem Verhalten der beteiligten Personen als auch aus den Verhältnissen der Organisation, wie beispielsweise dem Betriebsklima oder der Führung (Köllner & Söllner, 2016, S.21). Die „workplace-environment-hypothesis" von Heinz Leymann ist bis heute das bekannteste Konzept zur Erklärung von Mobbing. Er geht davon aus, dass die Arbeitsumgebung und dabei insbesondere die Führung, die Organisation der Arbeit sowie die Aufgabengestaltung, eine zentrale Rolle bei der Entstehung von Mobbing spielen. Laut Leymann führt eine problematische Arbeitsumgebung zu biologischen Stresseffekten, welche die sozialen Strukturen und die Arbeitskräfte negativ beeinflussen. Der Zusammenhang zwischen dem Arbeitsumfeld und der Entstehung von Mobbing ist mittlerweile empirisch belegbar (Hoffmann, 2016, S.11). Ursächlich für Mobbing können gescheiterte Karriereträume, Intoleranz, Angst, Neid, Rivalität, Alkohol- oder Drogenmissbrauch, die Suche nach einem Sündenbock und das Ausleben von Aggressionen durch den Täter sein (Köllner & Söllner, 2016, S.21). Meist wird in der Literatur jedoch der ungelöste Konflikt zwischen zwei Parteien als Ausgangspunkt von Mobbing genannt. Der typische Verlauf eines solchen Konfliktes wird im Folgenden anhand des Verlaufsmodell von Leymann dargestellt (s. Abb.1).

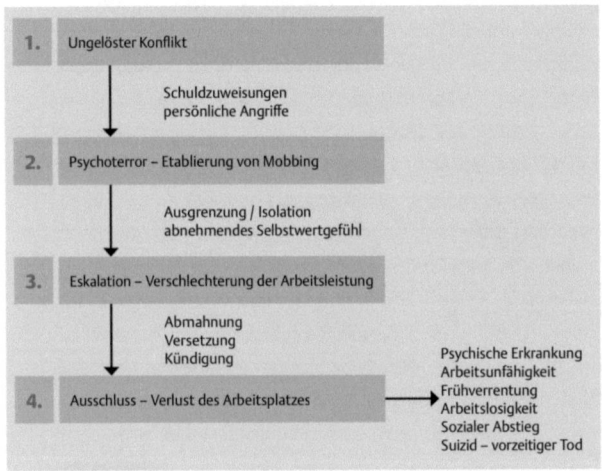

Abb.1: Das Verlaufsmodell von Leymann (Köllner & Söllner, 2016, S.22)

Der bereits erwähnte ungelöste Konflikt stellt die erste Phase im Verlaufsmodell dar. Hierbei handelt es sich um Uneinigkeiten, die jedoch Lösungspotenzial und eine Chance auf Weiterentwicklung bieten. Wird jedoch kein gemeinsamer Ausweg gefunden, löst dies bei mindestens einer Partei negative Gefühle und Gedanken aus. Es kommt zu ersten persönlichen Angriffen und Schuldzuweisungen. Die zweite Phase ist geprägt von Psychoterror und gezielten Mobbinghandlungen. Der Ursprungskonflikt gerät mehr und mehr in den Hintergrund und der Streit verlagert sich auf die zwischenmenschliche, persönliche Ebene. Eine Partei wird systematisch gedemütigt und ausgegrenzt, was ein vermindertes Selbstwertgefühl des Opfers zur Folge hat. In der dritten Phase folgen arbeitsrechtliche Konsequenzen für die betroffenen Personen, da deren Arbeitsleistung in Folge des Mobbings stark abnimmt. Die Betroffenen machen beispielsweise vermehrt Fehler oder sind häufiger krank (vgl. Kap. 4). Der Ausschluss der gemobbten Personen beschreibt die letzte Phase. Die Betroffenen kündigen oder werden gekündigt (Berger, 2021, S.48f; Köllner & Söllner, 2016, S.22). Der Grund für eine derartige Eskalation ist oftmals das fehlende Eingreifen der Führungskräfte, welche bei der Lösung von Konflikten besonders in der Verantwortung stehen (Hoffmann, 2016, S.10; Seifert & Stam, 2017, S.49).

Wie soeben angedeutet, kann Mobbing schwerwiegende Folgen für die Betroffenen, aber auch für die Unternehmen haben. Kapitel vier gibt einen Überblick.

4 Betriebliche und persönliche Folgen von Mobbing

Personen, die am Arbeitsplatz gemobbt werden, sind unkonzentrierter und nervöser, was dazu beiträgt, dass vermehrt Fehler passieren, sich das Betriebsklima verschlechtert und die Arbeitsmotivation sinkt. Im weiteren Verlauf kommt es durch vermehrte Krankheitstage der Betroffenen oder einer Kündigung zu Personalausfall. Sind die Kolleg:innen nicht in der Lage, diesen zu kompensieren, leidet die Qualität der Arbeit, was zu Kundenunzufriedenheit führt. Außerdem dreht sich nach und nach die Aufmerksamkeit, die Arbeitszeit und die informelle Gesprächzeit aller Beteiligten um den Mobbingprozess, worunter die Arbeitsleistung der Mitarbeiter:innen leidet. Die Wettbewerbsfähigkeit, das Image und die Arbeitgeberattraktivität des Unternehmens werden gefährdet (Berger, 2021, S.48; Burfeind, 2020, S.39). Durch die Überbrückung von Krankheitstagen und die Ausgaben für die Lohnfortzahlung bei krankheitsbedingtem Ausfall entstehen enorme Personalkosten für die Betriebe. Zudem fallen Unkosten an, die im Rahmen von Produktionsstörungen, Qualitätsverlust, Kundenirritation und Kundenunzufriedenheit entstehen. Durch die ansteigende Fluktuation entstehen zudem hohe Kosten für die Einarbeitungszeit neuer Mitarbeiter (Burfeind, 2020, S.39)

Die persönlichen Folgen für die Betroffenen sind vielfältig. Wie oben erwähnt, sind von Mobbing betroffene Mitarbeiter:innen häufig verunsicherter, unkonzentrierter und demotivierter, wodurch es zu Leistungs- und Denkblockaden kommt. Die Arbeits- und Leistungsfähigkeit sinkt und das Risiko eines Arbeitsplatzverlustes steigt (Burfeind, 2020, S.37). Ebenso leidet der Selbstwert, die Selbstwirksamkeitserwartung und das Selbstbewusstsein. Im Mobbing-Report haben 86,6 Prozent der Betroffenen angegeben, dass sich das Mobbing negativ auf ihre psychische und körperliche Gesundheit ausgewirkt hat. Die Hälfte der Erkrankten war länger als sechs Wochen arbeitsunfähig (Meschkutat, Stackelbeck & Langenhoff, 2002, S.79). Die Betroffenen führen ein breites Spektrum an Symptomen und Krankheitsbildern an: Diese reichen von Symptomen, wie Grübeln, Reizbarkeit, Konzentrationsschwierigkeiten, Hilflosigkeitserleben sowie Kraft- und Lustlosigkeit über gedrückte bzw. depressive Stimmung, Angstreaktionen, Schlafstörungen, Migräneanfälle, Rücken- und Kopfschmerzen bis hin zu schwerwiegenden Symptomen und Krankheiten wie Atemnot, Kreislaufbeschwerden, Lähmungserscheinungen, Erkrankungen im Magen-Darm-Trakt, Neurodermitis oder Herz-Kreislauf- und Krebserkrankungen (Burfeind, 2020, S.38; Hasebrook, Hackl & Rodde, 2020, S.156). Außerdem konnten Studien einen positiven Zusammenhang zwischen Mobbing und Suizidalität feststellen (Brown et al., 2019, S.11). Des Weiteren hat Mobbing bzw. dessen Folgen auch einen Einfluss auf das Familien- und Privatleben der Betroffenen. Die Betroffenen geben an, dass das Privatleben durch die hohen Belastungen in der Arbeit keine Ressource mehr, sondern eine zusätzliche Last ist, da es von der Mobbingthematik bestimmt wird. Sie berichten von sozialer Isolation sowie Streit mit Familie, Freunden und Partnern (Burfeind, 2020, S.38). Zuletzt sei erwähnt, dass Mobbing durch Rückstufungen, ausbleibende Beförderungen oder Arbeitsplatzverlust aufgrund der rapiden Abnahme der Arbeits- und Leistungsfähigkeit oder auf Grund von Erkrankungen mit einem Einkommensverlust für die Betroffenen einhergeht (Hasebrook, Hackl & Rodde, 2020, S.156f).

Aufgrund der möglicherweise schwerwiegenden betrieblichen und individuellen Folgen von Mobbing, ist es essentiell, präventive Maßnahmen im Betrieb umzusetzen. Dabei spielen insbesondere die Führungskräfte eine bedeutende Rolle. Kapitel fünf erläutert konkrete Maßnahmen zur Prävention von Mobbing. Das erste Unterkapitel beschäftigt sich mit dem Führungsstil sowie den nötigen Qualitäten und Haltungen der Führungskraft.

5 Präventive Maßnahmen für Führungskräfte

5.1 Führungsstil und -verhalten

Bisherige Untersuchungen zeigen, dass die Kombination aus transaktionaler und transformationaler Führung, ergänzt durch Elemente der authentischen Führung, zu einem positiven Betriebsklima führt und damit das Risiko von Mobbing am Arbeitsplatz reduziert wird (Hoffmann, 2016, S.21). Bei der transaktionalen Führung werden die gewünschten Verhaltensweisen der Mitarbeitenden durch das Androhen von Sanktionen oder das Anbieten von Anreizen erreicht (Spektrum, 2000). Zur Prävention ist es notwendig, die Mitarbeitenden zu informieren, dass Mobbing und das Verbreiten von Gerüchten nicht geduldet wird und mit Konsequenzen verbunden ist. Die Verhaltensgrundsätze sollten in Betriebsvereinbarungen und Unternehmensleitbildern etabliert werden. Es ist die Aufgabe der Führungskraft, die Einhaltung der Vereinbarungen zu überprüfen und Verstöße zeitnah zu kommunizieren und konsequent zu sanktionieren (Hoffmann, 2016, S.22; Kolodej & Smutny, 2020, S.36). Das Konzept der transaktionalen Führung sollte durch Elemente der transformationalen Führung erweitert werden. Die Führungskraft hat die Aufgabe, den Mitarbeitenden durch eine individuelle Aufgabenzuteilung persönlich gerecht zu werden, auf diese Weise die Motivation zu fördern und „Langeweile-Mobbing" vorzubeugen. Außerdem ist es im Kontext von Mobbing besonders relevant, dass die Beschäftigten den Sinn ihrer Arbeit erkennen und ein Bewusstsein über die Notwendigkeit des Zusammenwirkens entwickeln. Das Verhältnis zwischen Mitarbeiter:innen und Führungsperson sollte von Vertrauen und Respekt geprägt sein und auf Augenhöhe stattfinden. Die Geführten werden in Beschlüsse mit einbezogen und haben die Möglichkeit, Verantwortung zu übernehmen und Unmut offen zu äußern (Hoffmann, 2016, S.22; Kolodej & Smutny, 2020, S.36; Stangl, 2000). Werden Entscheidungen alleine von der Führungsebene getroffen, müssen die Entscheidungsprozesse transparent gemacht und mögliche emotionale Reaktionen der Mitarbeitenden bedacht werden, da Intransparenz von Beschlüssen Mobbing begünstigt (Berger, 2021, S.50; Kolodej & Smutny, 2020, S.36). Eine kontinuierliche und genaue Beobachtung des sozialen Geschehens im Unternehmen ermöglicht eine schnelle Registrierung von Verhaltensveränderungen und ersten Symptomen von Be- oder Überlastung. Ein offenes Ohr sowie das Einholen von Feedback durch regelmäßige Gespräche sind dabei hilfreich. Während ein verändertes Verhalten ein Zeichen für Mobbing sein kann, ist eine hohe Arbeitsbelastung ein Risikofaktor für Mobbing (Berger, 2021, S.50; Hoffmann, 2016, S.24; Kolodej & Smutny, 2020, S.36f). Wenn Mitarbeiter:innen einen Konflikt nicht selbst lösen können, sollte die Führungskraft unterstützend tätig werden und ein Gespräch mit den betroffenen Parteien vereinbaren, da das rechtzeitige Einschreiten mobbingpräventiv sehr wirksam ist (Kolodej & Smutny, 2020, S.36f; Köllner & Söllner, 2016, S.24). Durch eine Kombination mit der authentischen Führung liegt der Fokus noch deutlicher auf einer offenen, transparenten Beziehung zwischen den Mitarbeitern und der Führungsebene sowie der psychischen Gesundheit und dem Wohlbefinden aller Beteiligten (Haas, Fladerer & Nieberle, 2017, S.8).

Das folgende Unterkapitel beschäftigt sich mit den Aspekten psychologischer Arbeitsgestaltung. Zusammen mit dem Führungsstil stellt sie die Grundlage der betrieblichen Mobbingprävention dar (Hoffmann, 2016, S.21; Kolodej & Smutny, 2020, S.14f).

5.2 Die psychologische Arbeitsgestaltung

Bei der psychologischen Gestaltung sind vier mitarbeiterbezogene Kriterien zu beachten. Das Kriterium der Ausführbarkeit verlangt, dass es den Mitarbeitenden möglich sein muss, die Arbeitstätigkeiten zuverlässig, anforderungsgerecht und langfristig zu verrichten (Kolodej & Smutny, 2020, S.14f). Ein wesentlicher Faktor hierbei ist das Arbeitspensum. Die Mitarbeiter:innen sollten gefordert, jedoch nicht überfordert werden. Zudem ist es notwendig, ausreichend aufgabenbezogene Informationen zu geben und diese unmissverständlich zu formulieren. Untersuchungen zeigen, dass die Klarheit der Informationen sowie ein hoher Informationsfluss die Häufigkeit von Mobbing reduzieren können (Hoffmann, 2016, S.22; Kolodej & Smutny, 2020, S.13f). Das Kriterium der Schädigunglosigkeit und das Kriterium der Beeinträchtigungsfreiheit fordern das Abwenden von psychophysischen Gesundheitsschäden (z.b. Lärm- oder Staubbelastung) sowie von jeglichen psychischen oder somatischen Beeinträchtigungen (z.b. Extremer Stress) (Kolodej & Smutny, 2020, S.14f). Um diesen beiden gerecht zu werden, sollte zunächst eine sog. psychische Gefährdungsbeurteilung (GBU-Psyche) durchgeführt und dadurch die psychischen Belastungen am Arbeitsplatz erfasst werden. Anschließend können zielgenau Maßnahmen ergriffen und die relevantesten Belastungen vermieden, minimiert oder die Beschäftigten im Umgang mit ihnen geschult werden. Durch das Arbeitsschutzgesetz (§§4 und 5 ArbSchG) sind alle Betriebe in Deutschland zur regelmäßigen Durchführung einer solchen Gefährdungsanalyse verpflichtet (Burfeind, 2020, S.65). Die Persönlichkeitsförderlichkeit ist das letzte Kriterium der psychologischen Arbeitsgestaltung. Es zielt darauf ab, dass die Mitarbeitenden bestmöglich in ihrer Potenzialentfaltung unterstützt werden. Als spezifische Gestaltungsmerkmale hierfür werden beispielsweise die Lern- und Entwicklungsmöglichkeit, die Sinnhaftigkeit oder die Möglichkeit zur sozialen Interaktion aufgeführt (Kolodej & Smutny, 2020, S.15). Damit das Lernen und die Weiterentwicklung der Beschäftigten gefördert wird, ist es notwendig, ihnen einen individuellen Handlungs- und Entscheidungsspielraum einzuräumen (Kolodej & Smutny, 2020, S.36). Sie sollen ermutigt werden, kritische Überlegungen zu äußern und eigene Ideen sowie Verbesserungsvorschläge einzubringen, da ein fehlender Handlungsspielraum bei Entscheidungen mit dem Auftreten von („Langeweile"-)Mobbing korreliert (Hoffmann, 2016, S.22; Kolodej & Smutny, 2020, S.36). Um zu motivieren und herauszufordern, aber nicht zu überfordern, ist eine gezielte und individuelle Förderung von Nöten. Dies setzt voraus, dass die Führungskraft die Kompetenzen, Potenziale, aber auch Grenzen ihre Beschäftigten genau kennt. Die Folge ist eine Verbesserung der Selbstwirksamkeitsüberzeugung im Team und das Bewusstsein darüber, dass nachhaltiger Erfolg einer kritischen Auseinandersetzung und einem Zusammenwirken bedarf (Hoffmann, 2016, S.22). Werden außerdem Teambuilding-Maßnahmen umgesetzt, kann die soziale Interaktion am Arbeitsplatz zusätzlich gefördert und das Mobbingrisiko maßgeblich reduziert werden. Durch die Weiterentwicklung der Beschäftigten sowie die Förderung ihrer Zusammenarbeit kann die Wahrscheinlichkeit für Mobbing nachweislich reduziert werden (Kolodej & Smutny, 2020, S.13, 21). Damit die Qualität tragbarer, funktionierender Beziehungen und die Motivation der Arbeitnehmer:innen bewahrt wird, muss es gelingen, eine positive Zukunftsorientierung und eine Sinnhaftigkeit zu vermitteln. Hierfür ist es hilfreich, die Unternehmensziele so transparent wie möglich zu machen und einen gemeinsamen Zielbezug herzustellen (Hoffmann, 2016, S.21; Kolodej & Smutny, 2020, S.36).

Abgesehen von der „richtigen" Führung und der psychologischen Arbeitsgestaltung gibt es einige strukturelle Maßnahmen, welche von den Führungskräften beachtet werden müssen. Diese werden in Kapitel 5.3 kurz zusammengefasst.

5.3 Strukturelle Maßnahmen

Für die Prävention von Mobbing, ist es bedeutend, den Arbeitnehmer:innen Wege aus der Problemlage heraus aufzuzeigen. Klare Informationen und Regelungen zeigen ihnen, wie mit Konflikten umgegangen werden soll. Laut Wissenschaft hat es sich bewährt, auf Hilfsangebote wie beispielsweise die Seelsorge oder Selbsthilfegruppen hinzuweisen und einen neutralen Ansprechpartner innerhalb der Organisation zu benennen, dem sich die Mitarbeiter:innen anvertrauen können und der entsprechend geschult wird (Berger, 2021, S.50; Kolodej & Smutny, 2020, S.36; Köllner & Söllner, 2016, S.24). Ein weiterer wichtiger Faktor sind Schulungen für Führungskräfte und Beschäftigte. Solche Fortbildungen helfen den Führungspersonen, ihre psychosozialen Kompetenzen zu erweitern und Konflikte zügig, sensibel und verbindlich zu erkennen und zu deeskalieren. Zudem reflektieren sie, welches Führungsverhalten mobbingförderlich bzw. mobbingpräventiv ist (Burfeind, 2020, S.62f; Köllner & Söllner, 2016, S.24). Schulungen für Beschäftigte legen den Fokus auf das Erlernen einer gewaltfreien Kommunikation und befähigen diese damit, Konflikte sachlich auszutragen und selbstwirksam zu lösen (Burfeind, 2020, S.63).

Wie auch bei der Prävention, gibt es bei der Bewältigung von Mobbing keine allgemeingültige Strategie. Es bedarf einer individuellen Arbeitsweise, die auf das konkrete Geschehen am Arbeitsplatz angepasst ist (Hoffmann, 2016, S.24; Rath, 2017, S.49). Nichtsdestotrotz sollen nachfolgend einige wichtige Schritte erklärt werden, die als Orientierung und Rahmung der individuellen betrieblichen Interventionen dienen sollen.

6 Interventionsansätze bei ungelösten Konflikten und Mobbing

In Kapitel drei wurde deutlich, dass Mobbing häufig die Folge ungelöster bzw. eskalierter Konflikte ist. Im Falle eines Streits sollte die Führungskraft deshalb baldmöglichst ein aktives Gespräch mit den Beteiligten führen und den Konflikt bestenfalls klären. Auch Verhaltensveränderungen von einzelnen Mitarbeitern (z.B. auffälliger Leistungsabfall, sozialer Rückzug) sollten umgehend angesprochen werden, da diese ein Anzeichen für ein beginnendes Mobbing am Arbeitsplatz sein können (Berger, 2021, S.49; Burfeind, 2020, S.46f). Äußern Mitarbeitende Mobbingvorwürfe, sollten diese ebenso ernst genommen werden und Anlass zu Einzelgesprächen geben. Die Mobber:innen müssen gezielt angesprochen und auf mögliche Auswege (z.b. durch Coaching) und drohende Sanktionen hingewiesen werden (Kolodej & Smutny, 2020, S.37), da das frühe Erkennen und unmittelbare Einschreiten dabei helfen kann, Mobbingprozesse bereits in den Anfängen abzuwehren (Berger, 2012, S.49; Rath, 2018, S.50). Um die Situation besser einschätzen zu können, sollten die Betroffenen angeleitet werden, ein Prozesstagebuch zu erstellen, in welcher die einzelnen Vorfälle schriftlich festgehalten werden (Kolodej & Smutny, 2020, S.37, 50). Bis die Führungskraft auf den Streit aufmerksam wird oder Betroffene selbst aktiv werden, sind die Fronten meist schon stark verhärtet. Die Arbeitnehmer:innen sind nicht mehr in der Lage, den Streit alleine zu lösen. Je nach Stadium des Mobbingkonflikts können aktive Gespräche mit der Führungsperson oder mit externen Beratern helfen und diese sollten schnellstmöglich vereinbart werden. In einem späten Stadium der Konflikteskalation ist eine Klärung kaum noch möglich. Sofern sich die Situation innerhalb weniger Monate nicht lösen lässt, müssen arbeitsrechtliche Sanktionen folgen. Durch eine innerbetriebliche Versetzung oder Kündigung einer oder beider Konfliktparteien, werden diese voneinander getrennt (Berger, 2021, S.49; Burfeind, 2020, S.44ff; Hoffmann, 2016, S.28). Nach Beendigung des Mobbings sollte ein Angebot weiterführender Unterstützungsmaßnahmen für die Betroffenen bestehen und regelmäßig kontrolliert werden, ob der Mobbingprozess nicht erneut aufkeimt. Außerdem müssen die Systemkomponenten reflektiert und die Faktoren, die für das Mobbing mitverantwortlich waren, verbessert werden (Kolodej & Smutny, 2020, S.38).

Um die Situation richtig einordnen und adäquat darauf reagieren zu können, sollte diese stets genau analysiert werden (Burfeind, 2020, S.47, Rath, 2018, S.50). Die Bewertung der Lage sowie die Entscheidung über das weitere Vorgehen, müssen von der Führungskraft höchst verantwortungs- und vertrauensvoll getroffen werden. Einerseits müssen Gruppen lernen, Konflikte selbst zu lösen, andererseits trägt die Führungsperson die Verantwortung, Mobbing im Unternehmen zu unterbinden und für die psychische Gesundheit der

Mitarbeitenden zu sorgen. Da es aufgrund dürftiger Faktenlage häufig schwer nachzuvollziehen ist, ob es sich noch um einen Streit oder bereits um Mobbing handelt, sollte das Hinzuziehen erfahrener Personen erwogen werden (Hoffmann, 2016, S.27f).

Im folgenden Kapitel werden die wichtigsten Erkenntnisse prägnant zusammengefasst und ein Ausblick gegeben.

7 Fazit und Ausblick

Auch wenn kein allgemeingültigen Ansatz zur Prävention und Bewältigung von Mobbing existiert, gibt es einige Punkte, die beachtet werden können, um Mobbing im Betrieb zu verhindern. Den Führungskräften kommt dabei eine Schlüsselrolle zu, da das Auftreten von Mobbing mit der Führung sowie der Gestaltung des Arbeitsumfeldes korreliert.

Aufgrund der bisherigen Befunde wird den Arbeitgebern zu einer Kombination aus transaktionaler, transformationaler sowie authentischer Führung geraten. Das Verhältnis zwischen Führungskraft und Mitarbeitenden soll von Respekt, Vertrauen und Augenhöhe geprägt sein. Hierzu müssen feste Regeln aufgestellt und in der Betriebsvereinbarung sowie dem Unternehmensleitbild etabliert werden. Den Mitarbeitenden muss klar werden, dass Mobbing innerhalb des Unternehmens nicht geduldet und konsequent mit Sanktionen unterbunden wird. Durch eine individuelle Förderung sollen die Mitarbeiter motiviert werden, da eine erhöhte Motivation mit einem verminderten Risiko für Mobbing einhergeht. Hierfür ist es notwendig, dass die Führungskraft die Stärken und Schwächen der einzelnen Arbeitnehmer:innen genau kennt. Um das Gemeinschaftsdenken zu verstärken, sollen die Mitarbeiter:innen den Sinn in ihrer Tätigkeit sowie die Notwendigkeit des Zusammenwirkens erkennen. Dies gelingt, indem ein gemeinsamer Zielbezug hergestellt wird, die Arbeitnehmer:innen in Beschlüsse mit einbezogen werden und die Möglichkeit haben, Verantwortung zu übernehmen und Unmut frei zu äußern. Die Führungsperson ist dabei in der Pflicht, das soziale Geschehen innerhalb des Unternehmens regelmäßig und genau zu beobachten, um Anzeichen für Mobbing schnell zu entdecken. Ein offenes Ohr und regelmäßige Gespräche schaffen Vertrauen und können dabei helfen (vgl. Kap. 5.1). Fortbildungen zu Konfliktmanagement und gewaltfreier Kommunikation sind ein weiterer wichtiger Aspekt zur Prävention von Mobbing (vgl. Kap. 5.3). Im Sinne der psychologischen Arbeitsgestaltung ist es zudem die Aufgabe der Führungskraft, auf die Ausführbarkeit, die Schädigungs- sowie Beeinträchtigungslosigkeit und die Persönlichkeitsförderlichkeit der Arbeit zu achten. Hierzu muss das Arbeitspensum an die Leistungsfähigkeit der einzelnen Arbeitnehmer:innen angepasst und relevante Informationen deutlich formuliert werden. Zum Abwenden von Schädigungen und Beeinträchtigungen muss eine psychische Gefährdungsbeurteilung durchgeführt werden. Diese stellt Belastungen am Arbeitsplatz fest und schafft somit die Grundlage für eine Verbesserung der Situation (vgl. Kap. 5.2).

Mobbingvorwürfe oder der Verdacht eines Mobbingkonflikts müssen stets ernst genommen werden, weshalb eine genaue Analyse der Situation unabdingbar ist. In einem früheren Stadium können Gespräche mit der Führungsperson oder externen Beratern ausreichend sein, um den Konflikt zu lösen und eine Eskalation zu verhindern. In einem späteren Stadium ist die Lösung des Streits jedoch kaum noch möglich. Der einzige Ausweg ist die Trennung der beiden Parteien durch Versetzungen oder Kündigungen. Nach Beendigung des Mobbings ist eine Reflexion und Verbesserung der allgemeinen Situation dringend erforderlich, um Mobbing im Betrieb künftig verhindern zu können (vgl. Kap. 6). Obwohl Mobbing in den letzten Jahren intensiv erforscht wurde und einige Schritte zur Prävention und Bewältigung entwickelt wurden, sind die Zahlen von 2002 bis 2019 um das 7-fache gestiegen. Dies könnte auf eine zu geringe oder fehlerhafte Anwendung der Theorie zurückzuführen sein. Um die Mobbingfälle am Arbeitsplatz in den nächsten Jahren reduzieren zu können, ist es unabdingbar, die Ursachen für den enormen Anstieg herauszufinden und zu beseitigen oder wenigstens zu minimieren.

Literaturverzeichnis

Berger, M. (2021). Mobbing verhindern. *Heilberufe*, 73(9), 48-50.

Brown, R. C., Plener, P., Brähler, E. & Fegert, J. M. (2019). Zusammenhang von Mobbing, internalisierenden Verhaltensproblemen und Inanspruchnahme von psychiatrischer und psychotherapeutischer Behandlung in der deutschen Allgemeinbevölkerung. *Nervenheilkunde*, 38, 10-16.

Burfeind, C. (2020). *Mobbing am Arbeitsplatz erkennen und verstehen. Tipps für verantwortliches Handeln im BGM.* Wiesbaden: Springer Nature.

Hasebrook, J., Hackl, B. & Rodde, S. (2020). *Team-Mind und Teamleistung. Teamarbeit zwischen Managementmärchen und Arbeitswirklichkeit* (2.Aufl.). Berlin: Springer Nature.

Hoffmann, G. P. (2016). *Führungsherausforderung Mobbing. Prävention, Deeskalation und Arbeitsfähigkeit nach Konflikten.* Wiesbaden: Springer.

Kolodej, C. & Smutny, P. (2020). *Führungs- und Organisationsverantwortung bei Mobbing. Psychologische und juristische Analysen und Empfehlungen.* Wiesbaden: Springer Nature.

Köllner, V. & Söllner, W. (2016). Mobbing am Arbeitsplatz. Erklärungsmodelle, Differenzialdiagnostik und resultierende Gesundheitsfolgen. *klinikarzt*, 45(1), 20-25.

Meschkutat, B., Stackelbeck, M. & Langenhoff, G. (2002). *Der Mobbing-Report. Eine Repräsentativstudie für die Bundesrepublik Deutschland.* Dortmund/Berlin: Bundesanstalt für Arbeitsschutz und Arbeitsmedizin.

Rath, P. (2017). *Mobbing am Arbeitsplatz - ein Kommunikationsproblem?* Hamburg: Hochschule für Angewandte Wissenschaften.

Seifert, E. & Stam, C. (2017). Mobbing und sexuelle Belästigung am Arbeitsplatz: „Arbeitgeber haben eine Fürsorgepflicht gegenüber ihren Mitarbeitenden". *Curaviva.* 88(12), 48f.

Spektrum (2000). Transaktionale Führung. Verfügbar unter https://www.spektrum.de/lexikon/psychologie/transaktionale-fuehrung/15688 [21.01.2022]

Stangl, W. (2022). Transaktionale Führung. Verfügbar unter https://lexikon.stangl.eu/13233/transformationaler-fuehrungsstil [21.01.2022]

BEI GRIN MACHT SICH IHR
WISSEN BEZAHLT

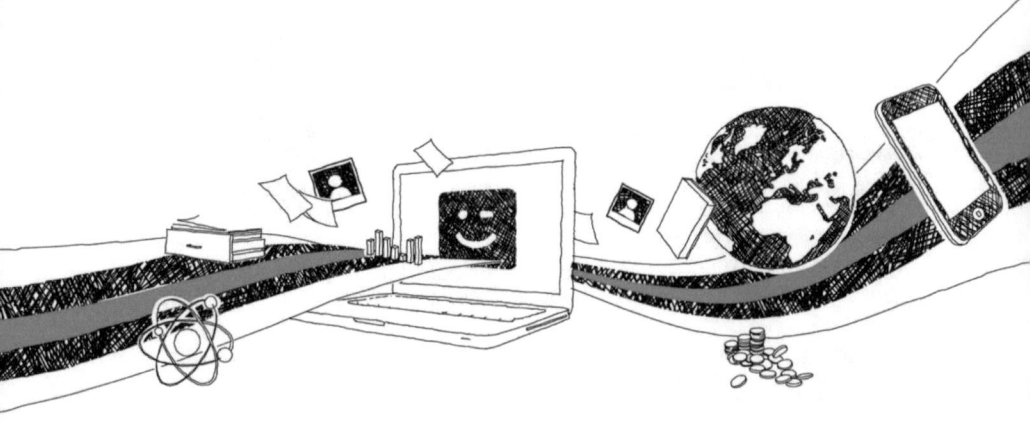

- Wir veröffentlichen Ihre Hausarbeit,
  Bachelor- und Masterarbeit

- Ihr eigenes eBook und Buch -
  weltweit in allen wichtigen Shops

- Verdienen Sie an jedem Verkauf

Jetzt bei www.GRIN.com hochladen
und kostenlos publizieren

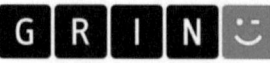